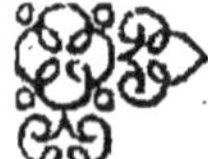

MEMENTO
DU PRATICIEN

POUR L'EMPLOI

Des Médicaments dangereux, des principales
Formules officinales et magistrales
et des Agents nouveaux;

PAR

M. Alphée CAZENAVE,

Médecin de l'hôpital Saint-Louis, etc.

PARIS

LABÉ, LIBRAIRE DE LA FACULTÉ DE MÉDECINE,
Place de l'Ecole-de-Médecine, 23 (ancien n° 4).

1852

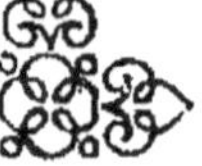

MEMENTO

DU PRATICIEN

𝔈xtrait 𝔡u ℭatalogue

de **LABÉ**, libraire de la Faculté de médecine de Paris,
Place de l'École-de-Médecine, 23 (ancien n° 4).

BARTH, professeur agrégé à la Faculté de médecine
de Paris, médecin des hôpitaux, chevalier de la Légion-d'Honneur, etc., et **ROGER** (Henri), professeur
agrégé à la Faculté de médecine de Paris, médecin du
bureau central des hôpitaux, chevalier de la Légion-
d'Honneur, etc.—TRAITE PRATIQUE D'AUSCUL-
TATION, ou Exposé méthodique des diverses appli-
cations de ce mode d'examen à l'état physiologique et
morbide de l'économie, suivi d'un PRÉCIS DE PER-
CUSSION. Troisième édition, soigneusement revue
et augmentée. 1 fort volume in-18 grand raisin. Paris,
1850. Prix : broché, 6 fr.

Relié en demi-veau ou mouton-chagrin, 7 fr.
Ouvrage adopté par le Conseil de l'instruction publique pour les
facultés et écoles préparatoires de médecine.

BÉCLARD (d'Angers), ancien professeur à la Faculté
de médecine de Paris. — ELÉMENTS D'ANATOMIE
GÉNÉRALE, Description de tous les tissus ou sys-
tèmes organiques qui composent le corps humain.
Troisième édition, revue et augmentée de nombreuses
additions avec figures intercalées dans le texte; par
M. Jules Béclard, professeur agrégé à la Faculté de
médecine de Paris, accompagnée d'une Notice sur la
vie et les ouvrages de P.-A. Béclard; par M. C.-P. Ol-
livier (d'Angers), et ornée d'un portrait d'après le
buste de David. 1 fort volume in-8, 1852. Prix : 8 fr.

BECQUEREL (Alf.), professeur agrégé à la Faculté de
médecine de Paris, etc., etc. — TRAITÉ ÉLÉMEN-
TAIRE D'HYGIÈNE PRIVÉE ET PUBLIQUE. 1 fort
vol. grand in-18. 1851. Prix : 6 fr.

BÉRARD (P.), professeur de physiologie et doyen de
la Faculté de médecine de Paris, chirurgien hono-
raire des hôpitaux, président des jurys médicaux, offi-
cier de la Légion-d'Honneur, etc. — COURS DE
PHYSIOLOGIE fait à la Faculté de médecine de
Paris.—Mode de publication : Le *Cours de Physiologie* de M. le professeur P. Bérard se publie par livraisons de quatre à six feuilles. Prix de chaque
livraison : 1 fr.
Les livraisons 1 à 25 sont en vente.

Paris.—Typ. PENAUD frères, 10, r. du Faub.-Montmartre.

MEMENTO

DU PRATICIEN

POUR L'EMPLOI

Des Médicaments dangereux, des principales
Formules officinales et magistrales
et des Agents nouveaux;

PAR

M. Alphée CAZENAVE,

Médecin de l'hôpital Saint-Louis, etc.

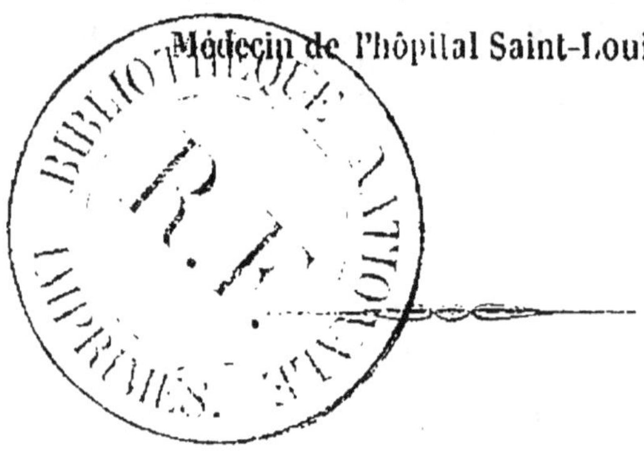

PARIS.

LABÉ, LIBRAIRE DE LA FACULTÉ DE MÉDECINE,

Place de l'École-de-Médecine, 23 (ancien n° 4).

—

1852

1851

MEMENTO
DU PRATICIEN

POUR L'EMPLOI

**Des Médicaments dangereux, des principales
Formules officinales et magistrales
et des Agents nouveaux.**

POIDS FRANÇAIS.

Le gramme est l'unité des poids nouveaux. Il équivaut à 1 centimètre d'eau cube distillée, prise à son maximum de densité (à 4° + 0).

Les fractions ou sous-multiples du gramme sont :

Le *décigramme*, qui est la dixième partie du gramme;

Le *centigramme*, qui est la centième partie du gramme et la dixième du décigramme;

Le *milligramme*, qui est la millième partie du gramme, la centième du décigramme, la dixième du centigramme.

Les unités du gramme sont distinguées par la virgule que l'on met à la droite des chiffres. Exemple : 1, gramme ; 3,.

Les décigrammes sont placés à droite de la virgule, et s'écrivent : 0,1 gramme = 1 décigramme ; 0,4 grammes = 4 décigrammes.

Les centigrammes sont placés à la droite des décigrammes ; de cette manière : 0,01 gramme = 1 centigramme ; 0,3 grammes = 3 centigrammes.

Les milligrammes sont placés à la droite des centigrammes, et s'écrivent ainsi : 0,001 gramme = 1 milligramme ; 0,002 grammes = 2 milligrammes.

S'il y a en même temps des décigrammes et des centigrammes, leurs représentants respectifs conservent leur place :

0,12 gr.	= 12 centig.,	ou 1 décig.	et 2 centig.	
0,25	= 25	ou 2	et 5	
0,75	= 75	ou 7	et 5	

Des centigrammes et des milligrammes :

0,015 gr.	= 15 millig.,	ou 1 centig.	et 5 millig.	
0,024	= 24	ou 2	et 4	

Des décigrammes, des centigrammes et des milligrammes :

    0,125 gr. = 125 millig. ou 1 décig. 2 centig et 7 millig.
    0,637   = 637   ou 6   3   et 7

Des grammes et des fractions de gramme ; c'est toujours la même chose :

    1,156 gr. = 1 gr. = 1 décig. 5 centig. 6 millig.
    5,234   = 5   = 2   3   et 4

Les multiples du gramme sont :

Le *décagramme*, qui vaut 10 grammes ;
L'*hectogramme*, qui vaut 100 grammes ou 10 décagrammes ;
Le *kilogramme*, qui vaut 1,000 grammes ou 100 décagrammes ou 10 hectogrammes.

MESURES DE CAPACITÉ.

L'unité fondamentale est le *litre*, qui équivaut à 1 décimètre cube ou 1000 grammes d'eau distillée, prise à son maximum d'intensité.

Les fractions du litre sont :

Le *décilitre*, qui est la dixième partie du litre ;
Le *centilitre*, qui est la centième partie du litre et la dixième du décilitre ;
Le *millilitre*, qui est la millième partie du litre, la centième du décilitre, la dixième du centilitre.

Les multiples du litre sont :

    Le *décalitre*   ou   10 litres ;
    L'*hectolitre*   100
    Le *kilolitre*   1,000
    Le *myrialitre*   10 000

ANCIENNES MESURES DE CAPACITÉ.

    La pinte valait. . . . . 2 chopines.
    La chopine ou setier. . . . . 2 1/2 setiers.
    Le 1/2 setier. . . . . 2 poissons.
    Le poisson (pot ou poisson). . 4 roquilles.
    Le *muid* était de 36 *veltes* et la velte de
        7 pintes 1/2.
    Le boisseau était sensiblement de 4 pintes.

RAPPORT DU LITRE A LA PINTE.

    La pinte équivaut à . . . . 0.931 litres.
    La chopine ou setier. 0 466
    Le 1/2 setier. 0,233
    Le poisson. 0,116
    La roquille. 0,029
    La bouteille de Sèvres ou de Paris. 0,750

A.

Acétate de fer. — Peu employé en médecine, mais proposé dans ces derniers temps comme plus efficace que l'hydrate de peroxyde de fer, pour combattre l'empoisonnement par les arsenicaux. — *Dose* : de 2 à 8 grammes.

Acétate de mercure. — Antisyphilitique presque exclusivement employé dans les dragées de Keyser.

Protoacétate de mercure, 6 décig. | Manne en larmes, 12 gr.

Pour faire 72 pilules dragéifiées.

Acétate de morphine. — Calmant qui a remplacé la morphine, et auquel on préfère généralement les autres sels, le sulfate et le chlorhydrate. — *Dose* : de 1 à 10 et 15 centigrammes progressivement, en potion, en pilules et par la méthode endermique.

Sirop d'acétate de morphine (Codex).

Chaque gramme contient 12 milligrammes de sel de morphine. — *Dose* : de 10 à 30 grammes.

Acétate de plomb cristallisé. — Employé à l'intérieur, à la dose de 1 à 10 centigrammes par jour dans les diarrhées, les sueurs des phthisiques. — *Liquide*, très-utile à l'extérieur, étendu d'eau, en lotions, collyres, injections.

Injection d'acétate de plomb.

Acétate de plomb,	de 1 à 3 gr.	Acétate,	4 à 10 gr.
Eau,	100 à 150 —	Eau,	1000 —
Pour l'urètre.		Pour le vagin.	

Acide arsénieux (*Arsenic blanc*). — Un des agents thérapeutiques les plus actifs : employé contre les fièvres intermittentes, les maladies chroniques de la peau, la syphilis. — *Dose* : de 2 à 6 milligrammes (1/25e à 1/8e de grain).

Pilules asiatiques (Codex).

Acide arsénieux,	5 centigr.	Gomme arabique,	0,1
Poivre noir,	6 décigr.	Eau,	q. s.

Pour faire douze pilules, une par jour.

Liqueur arsenicale de Fowler (Codex).

Acide arsénieux,	5 gr.	Eau distillée,	500 gr.
Carbonate de potasse,	5 —	Alcoolat de melisse,	15 —

F. S. A. — Elle contient un 100e de son poids d'acide arsénieux.

Dose : de deux à douze gouttes par jour.

Acide cyanhydrique (*prussique*) **médicinal.** — L'acide des pharmaciens n'est pas l'acide pur ou concentré des chimistes ; il est prudent de le prescrire sous le nom *médicinal*. — Sédatif, infidèle d'ailleurs employé contre les névroses, les douleurs cancéreuses, la dyspnée, la toux, la gastralgie. — *Dose*. deux à quinze gouttes en pilules et mieux en potion

Acide tannique (*Tannin*). — Le premier des astringents végétaux, employé à ce titre contre les hémorrhagies, la diarrhée, les leucorrhées, etc. — *Dose* 10 centigrammes à 1 gramme, à l'intérieur, en pilules ou en potion; à l'extérieur, 30 centigrammes à 4 grammes, en injections, lotions, pommades.

C'est un contre-poison de beaucoup d'alcaloïdes, et en particulier de ceux de l'opium; éviter de l'associer aux alcalis organiques et à leurs sels, aux sels métalliques, à la gélatine, aux émulsions.

Collyre au tannin. (Desmares.)		*Injections au tannin.*	
Tannin	1 gr.	Tannin	1 gr.
Eau de laurier cerise	20 —	Eau distillée	250 —
Eau distillée	100 —		
Conjonctives catarrhales.		Blennorrhagies chroniques	

Alcoolé d'acide sulfurique (*Eau de Rabel*).

Acide sulfurique,	à 66°,1.	Alcool,	à 85°,3.

M. Astringent. — Antiseptique hemostatique.—*Dose*, à l'intérieur. 1 gramme dans 125 grammes d'eau. — On l'emploie quelquefois à l'extérieur pour arrêter l'écoulement des morsures de sangsues.

Aloès. — Purgatif et tonique. — *Doses:* poudre et extrait, de 5 à 25 centigrammes. — Teinture simple, 1 à 2 grammes; teinture composée, 5 à 20 grammes.

Ammoniaque liquide (*Alcali volatil*). — Stimulant diffusible, — Antiacide; Diurétique.—Diaphoretique. — Contre l'ivresse, le delirium tremens, l'emphysème, les hydropisies, les maladies des voies urinaires. — *Dose :* de quatre à dix gouttes, dans une potion, dans un verre d'eau. — A l'extérieur, on l'emploie comme caustique, pour pratiquer des vesicatoires ; comme révulsif, pour rubéfier la peau ; pour cautériser les plaies vénéneuses. — On le fait respirer dans l'empoisonnement par l'acide prussique et dans la syncope.

Anthracokali (*Carbure de potassium*). — Préparation introduite nouvellement dans la thérapeutique, et vantée contre les scrofules, les maladies chroniques de la peau. C'est une poudre noire que l'on donne à l'intérieur, à la dose de 1 décigramme, trois ou quatre fois par jour, associée à de la magnésie calcinée. On l'emploie sous forme de pommade d'axonge 1 gramme pour 30 grammes. — Déjà inusité.

Antimoine. — L'antimoine métallique, autrefois assez fréquemment employé en médecine, puis inusité, a été remis en honneur, dans ces derniers temps, par M. Trousseau, qui l'a employé contre la pneumonie, le rhumatisme articulaire, en portant la dose jusqu'à 4 grammes en *pilules*, ou en *poudre* très fine suspendue dans un loock.

Antimoniate de potasse (*Oxyde blanc d'antimoine*. — L'oxyde d'antimoine partage les propriétés des autres antimoniaux qui sont tous émétiques ou purgatifs : on l'a employé dans les affections catarrhales, aiguës ou chroniques, à la dose de 00,5 à 4 grammes, en suspension dans un loock.

Armoise. —Les feuilles sont emmenagogues et antihystériques. — Sa racine aurait été employée avec succès contre l'épilepsie. — *Doses :* poudre, de 2 à 4 grammes; extrait, 1 à 2 grammes; infusé (pp 10 : 1000); sirop, 15 à 60 grammes ; hydrolat, 25 à 100 grammes.

Arnique (*Arnica montana*).—Les fleurs sont employées comme stimulant du système nerveux ; dans les commotions, la goutte, le rhumatisme, la paralysie.— A haute dose, elles sont émétiques.—*Doses :* poudre, 25 à 50 centigrammes ; infusé (pp. 5 : 1000) ; il doit être passé avec soin ; extrait alcoolique, 5 à 20 centigrammes ; éthérolé, 1 à 2 grammes ; teinture, 1 à 2 grammes. — Sa teinture est souvent employée à l'extérieur comme résolutif.

Ase fétide (*Assa fœtida*). — Cette gomme résine est un puissant antispasmodique, surtout dans les affections nerveuses des organes respiratoires, dans l'hystérie. —On l'administre de préférence en pilules, et sous forme de lavements.—*Dose :* poudre, 1 demi à 2 grammes ; alcoolé et éthérolé, 1 à 4 grammes.

Lavement d'assa fœtida.

Assa fœtida,	1 à 5,0	Décoction de guimauve,	250,0
Jaune d'œuf,	n° 1		(Bouch.)

Atropine. — Principe actif de la belladone ; ses propriétés sont très-énergiques ; comme la belladone, elle dilate la pupille, mais plus activement. — *Dose :* 3 milligrammes (1/16 de grain) mêlée à du sucre ou de la gomme ; elle est peu usitée jusqu'à présent, si ce n'est en collyre.

Atropine,	5 centigr.	Eau distillée,	20 centigr.

Deux ou trois gouttes pour dilater la pupille dans les hernies récentes de l'iris.

Azotate d'argent. — A l'intérieur, on l'a recommandé surtout comme antispasmodique contre l'épilepsie, la chorée ; on l'administre sous forme pilulaire, à la dose de 1 à 10 centigrammes ; son usage prolongé occasionne une teinte ardoisée de la peau, générale et indélébile ; il est à peu près inusité.—A l'extérieur, au contraire, on s'en sert habituellement comme cathérétique, antiphlogistique, en injections, en collyre, en solutés concentrés.

Pilules d'azotate d'argent.

Azotate d'argent,   5 centigr. | Mie de pain,   4 gr.

Faites seize pilules.

Collyre (Desmares).

Azotate d'argent,   5 décigr. | Eau distillée,   10 gr.

Ophthalmie externe au début, kératites vasculaires superficielles, instillation toutes les demi-heures pendant le jour.

Collyre de Velpeau contre l'ophthalmie purulente.

Nitrate d'argent,   2 gr. | Eau distillée,   30 gr.
(Officine de Dorvau.)

Injection astringente.

Nitrate d'argent,   5 centigr. | Eau distillée,   125 gr.

Dans la blennorrhagie. On augmente la dose du nitrate graduellement.

Injection caustique (Ricord).

Nitrate d'argent,   5 gr. | Eau distillée,   30 gr.

L'employer avec précaution (officine).

Azotate de bismuth (Sous-) (*Oxyde blanc de bismuth*). — Antispasmodique. Employé surtout dans la gastralgie, la diarrhée. — *Dose :* de 2 à 5 grammes, en poudre mêlée à du sucre, ou en pilules.

Azotate liquide de mercure (Deuto-) (*Nitrate acide de mercure*). — Caustique énergique. Employé contre le lupus, les ulcères cancéreux de la peau, les ulcérations du col de l'utérus. — On l'applique au moyen d'un pinceau de charpie.

Azotate de mercure et d'ammoniaque (*Mercure soluble d'Hannemann*). — Antisyphilitique. Préparation à la fois efficace et douce, facile à supporter. — *Dose :* de 1 à 5 centigrammes, en pilules.

Azotate de potasse (*Sel de nitre*). — Excellent diurétique à petite dose. Employé aussi comme tempérant. Antiscorbutique. Contre-stimulant dans le rhumatisme articulaire. — *Dose :* de 5 centigrammes à 1 gramme, comme diurétique dans une tisane ; de 1 à 8 grammes, comme contre-stimulant.

A haute dose, c'est un poison.

B.

Bains :

Gélatineux.

Gélatine, pour un bain, 500 gr.
Eau chaude, 5 kil.
Faites dissoudre en remuant, et ajoutez à l'eau du bain.

Alcalin.

Carbonate de soude du
  commerce, 250 gr.
Eau, 300 lit.
Faites dissoudre ce sel dans une petite quantité d'eau chaude, puis versez le soluté dans l'eau du bain.

De son.

Son, 2 kil.
Eau, 5 —
Faites bouillir pendant un quart d'heure. Passez et ajoutez à l'eau du bain, ou mettez le son dans un petit sac, et plongez-le dans la baignoire.

De Baréges artificiel.

Hydrosulfate de soude
  cristallisé, 60 gr.
Chlorure de sodium, 60 —
Carbonate de soude cris-
  tallisé, 60 —
Eau pure, 320 —
Faites dissoudre.
Pour un bain. (Codex.)

D'iodure de potassium.

Iodure potassique, 50 gr.
Eau distillée, 450 —
Faites un soluté à verser dans une baignoire. — Pour un adulte.
(Dorvault.)

D'iodure de potassium ioduré.

Iode, 10 gr.
Iodure potassique, 40 —
Eau distillée, 450 —

De mer artificiel.

Sel gris, 8,000
Sulfate de soude, 3,500
Chlorure de calcium, 700
  — de magnésium, 2950
Pour un bain de 300 litres.

Mercuriel.

Sublimé corrosif, 15,0
Alcool, 25,0
Faites dissoudre et versez dans une baignoire en bois contenant la quantité d'eau nécessaire pour un bain.

De Plombières.

Carbonate de soude, 58,5
Sulfate de soude, 37,8
Sulfure de sodium, 10,9
Chlorure de calcium, 17,7
Gélatine, 17,6
Pour un bain.

Salé.

Sel commun, 1000
Eau, 95
Pour un bain.

Sulfureux.

Sulfure de potasse, 125 gr.
Eau, 100 —
Dissolvez et filtrez ; versez dans une baignoire en bois ou en zinc.

De pieds, mercuriel.

Sublimé corrosif, 0,2
Eau, 1000,0
F. S. A.

Belladone. — Narcotique antispasmodique dans les convulsions, les névralgies, les constrictions de l'utérus, de la coqueluche (la poudre d'écorce); prophylactique de la scarlatine; à l'extérieur, pour dilater la pupille.—*Dose :* poudre, 5 à 30 centigrammes ; extrait aqueux, 2 à 20 centigrammes ; extrait alcoolique. 1 à 10 centigrammes ; teinture alcoolique et éthérée, 2 à 12 gouttes: sirop, 5 à 50 grammes.—On fait fumer les feuilles sèches.

Biscuits antisyphilitiques d'Olivier. — Contenant chacun 1 centigramme de bichlorure de mercure dulcifié. *Dose :* 2 à cinq biscuits par jour.

Biscuits d'iodure de potassium (*Dorvault*). — Chaque biscuit contient 1 décigramme d'iodure potassique (*Officine*). — *Dose :* de 1 à 10 biscuits par jour.

Brucine. — Stimulant à la manière de la strichnine. — *Dose :* 1 à 10 centigrammes progressivement. Poison énergique, inusité d'ailleurs.

C.

Cachou — Tonique astringent qui entre dans un grand nombre de préparations pharmaceutiques. — On l'administre en poudre, et infusé; en teinture, sirop, pastilles, pains — *Dose :* poudre, de 5 centigrammes à 1 gramme et plus, infusé (p. p. 10 : 1000).

Camphre. — Sédatif à petites doses; tonique excitant à dose élevée. — *Dose :* en substance, de 5 centigrammes à 8 grammes.

Carbonate d'ammoniaque (*alcali volatil concret*). — Excitant diaphorétique, recommandé contre la syphilis, les maladies de la peau, le diabète. — On l'administre en soluté, en sirop, en poudre, en fumigation. — *Dose :* A l'intérieur, 5 centigrammes à 2 grammes.

Carbonate de magnésie (*magnésie blanche anglaise*). — Absorbant, laxatif, dans l'empoisonnement par les acides. — *Dose :* 1 à 8 grammes. On lui préfère la magnésie calcinée.

Bicarbonate de soude (*sel de Vichy*). — Antiacide diurétique, digestif employé contre l'hydropisie la goutte la gravelle, pour dissoudre les calculs d'acide urique. Il fait la base des eaux, et pastilles de Vichy, du Soda-Water. — *Dose :* 50 centigr. à 10 grammes.

Castoreum. — Antispasmodique très-utile. On en fait une poudre, une teinture un sirop, un hydrolé, une huile. — *Dose* de la poudre : 5 centigrammes à 15 décigrammes.

Cérat de calamine (*Turner*).

Pierre calaminaire,	185 gr.	Huile d'olives,	400 gr.
Cire,	185 —		

F. S. A. Dans les ulcères chroniques, les ophthalmies palpébrales, quelques maladies de la peau.

Cérat cosmétique ou Cold-cream,

Huile d'amandes douces,	150 gr.	Eau de roses,	30 gr.
Blanc de baleine,	35 —	Eau de Cologne,	8 —
Cire blanche,	15 —	Teinture de benjoin,	1 —

Chloroforme. — Agent anesthésique bien supérieur à l'éther. — *Dose :* de 2 à 8 grammes, inhalé pendant 1 à 5 minutes, sans qu'il y ait besoin d'un appareil particulier. On se sert d'un mouchoir plié convenablement ou mieux d'une éponge en champignon, sur la partie concave de laquelle on le répand et que l'on promène devant la bouche et le nez du malade. On augmente ou entretient l'effet suivant que l'on rapproche plus ou moins l'éponge de la bouche.

A l'intérieur, en potion, comme antispasmodique ; à l'extérieur, comme anesthétique, en frictions ou compresses plus ou moins étendues d'eau.

Eau chloroformisée.

Chloroforme pur,	20 gouttes.
Eau distillée,	100 gr.
F. S. A.	

Sirop.

Chloroforme pur,	10 gr.
Sirop simple,	1000 —
Faites agiter fortement.	

Potion.

Eau chloroformisée,	100 gr.
Sirop d'écorces d'oran-	
ges,	25 —

F. S. A. par cuillerées contre les névralgies, l'asthme, etc.

Pommade.

Chloroforme,	2 à 4 gr.
Axonge,	30 —

M. Contre la névralgie, le prurit.

Chlorure d'ammonium (*sel ammoniac, chlorhydrate d'ammoniaque*). — Fondant, diurétique, employé contre les scrofules, le rhumatisme, l'angine, en tisane, en potion.— *Dose* : de 1 à 2 grammes. A l'*extérieur*, lotion, gargarisme, collyre.

Chlorure d'antimoine (*beurre d'antimoine*).—Caustique violent pour cautériser les plaies ou morsures d'animaux venimeux ou enragés, la pustule maligne. Il faut préférer le chlorure liquide.

Chlorure de barium. — Contre les scrofules, en soluté ou en pilules. — *Dose* : 1 à 20 centigrammes. A forte dose ; c'est un poison.

Chlorure de fer. En pilules, sirop, alcoolé, éthérolé. A l'extérieur, bains, lotions.—*Dose* : de 1 à 25 centigrammes.

Chlorure de fer et d'ammoniaque. — Contre le chlorose, les scrofules.—*Dose :* de 1 à 5 décigrammes.

Chlorure (Proto-) de mercure (*mercure doux, calomelas*). — Purgatif fondant, antisyphilitique. — *Dose* : de 1 à 10 décigrammes ; en pilules, poudre, frictions, sur les gencives; à l'extérieur, en pommade, dans les maladies chroniques de la peau ; 1 à 4 grammes, pour axonge, 30 grammes.

Chlorure (Deuto) de Mercure. — Antisyphilitique employé sous toutes les formes, en pilules, soluté, injections, etc. — *Dose* : de 3 à 50 milligrammes (1/16 à 1 grain). C'est un poison très-énergique.

Chlorhydrate de morphine. — *Dose* : de 1 à 5 cen-

tigrammes; en potion, pilules ou par la méthode endermique.

Chlorure d'or acide (*Caustique de Récamier*).
Chlorure d'or,   5 centigr. | Eau de Rabel,   30 gr.
Caustique assez énergique.

Chlorure d'or et de sodium (*Sel de Chrestien*).—
Antisyphilitique. — *Dose :* 1 2, 3 centigrammes et
plus progressivement, mêlé à un peu de poudre de
lycopode ou de sucre, en frictions sur la langue ou
les gencives.

Chlorure de soude (*Liqueur de Labarraque*).—C'est
le chlorure d'oxyde le plus employé; à l'intérieur,
contre la fièvre typhoïde, 20 à 30 gouttes étendues
d'eau; surtout à l'extérieur, en lotions, compresses,
injections, gargarismes ; contre les plaies de mau-
vaise nature, la salivation mercurielle, étendu de 5 ou
8 fois son poids d'eau.

Ciguë officinale. — Sédatif fondant, contre les scrofules, le cancer, la syphilis.— *Dose :* poudre 5 centigrammes à 1 gramme; extrait aq., 10 à 25 centigrammes ;
extrait fécul., extrait alcoolique, 5 à 20 centigrammes;
teinture alcoolique 10 à 30 gouttes ; teinture éthérée, 4 à 12 gouttes. A l'extérieur on l'emploie en pulpe,
en pommade, en huile, en emplâtre.

Citrate de fer. — C'est, de tous les sels de fer, celui
dont la saveur est le moins désagréable. — *Dose :*
25 centigrammes à 2 grammes , en pilules, poudre,
sirop, pastilles.

Citrate de magnésie. — Purgatif doux. Aux mêmes
doses que le sulfate de magnésie , 30 à 60 grammes.
On l'emploie généralement sous forme de limonade
(de Rogé).

Codéine. — Calmant obtenu de l'opium, dont on a tiré
la morphine. On l'a vantée surtout contre la gastralgie.
— *Dose :* de 1 à 5 centigrammes, en pilules, sirop et
potion.

Colchique.—Drastique, diurétique ; employé contre le
rhumatisme et la goutte. On se sert des bulbes et surtout des semences. Poudre , 5 à 30 centigrammes ;
extrait, 1 à 10 centigrammes; teinture, 1 à 5 grammes:
vin, 1 à 5 grammes ; vinaigre, 1 à 5 grammes; oxymel
et sirop, 20 à 50 grammes.

Le colchique fait la base de l'eau médicinale de
Hudson, des gouttes de Regnold, des pilules de Lar-
tigue. Médicament qui demande à être manié avec pru-
dence. A haute dose, c'est un poison énergique.

Collodium. — Nouvel agent adhésif, vanté pour la
réunion des plaies ; c'est un liquide à consistance si-

rupeuse, que l'on étend à l'aide d'un pinceau sur les
parties malades.

Collyre de Gimbernat.

Eau distillée,   30 gr. | Potasse caustique,   1 décigr.

Une goutte de temps en temps contre les taies ; laver
l'œil ensuite avec un liquide mucilagineux (*Codex*).

— d'iodure de potassium.

Iodure de potassium,   1 gr. | Hydrolat de laitue,   99 gr.

Bourrelets et taies commençantes de la cornée (iodo -
gnose).

— résolutif des hôpitaux.

Eau de roses,   120 gr. | Sous-acétate de plomb
Alcoolat vulnéraire,   8 gr. | liquide,   4 gr.

Copahu. — L'antiblennorrhagique par excellence ;
employé aussi contre les catarrhes de la vessie ; en
pilules, en capsules, en opiat, en potion, en lavements. — *Dose* : de 1 à 15 grammes dans les vingt -
quatre heures.

Cubèbe. — Antiblennorrhagique, stimulant, stomachi-
que ; la poudre est très-employée sous forme de pilules, de capsules, de dragées, d'opiat. *Dose* : de 2 à
60 grammes.

Cyanure de fer et de zinc.—Contre les névroses, l'é-
pilepsie, la chorée. — *Dose* : 10 centigrammes.

Cyanure de mercure. — Antisyphilitique ; même
dose que le sublimé corrosif ; poison énergique.

Cyanure de potassium. — Sédatif dont l'emploi est
préférable à celui de l'acide hydrocyanique. — *Dose* :
1, 2, 5 centigrammes à l'intérieur dans un véhicule
aqueux ; à plus haute dose à l'extérieur.

D.

Diascordium. — 4 grammes contiennent à peu près
0,05 d'extrait d'opium.—*Dose* : de 1 à 4,0, et en lavement, de 2 à 10,0.

Digitale. —Sédatif de la circulation ; diurétique, contre stimulant. — *Doses* : poudre, de 5 centigrames à
1 gramme ; infusé (pp. 5 : 1000) ; extrait aqueux, extrait avec fécule, 10 à 50 centigrammes ; extrait al-
cooliq. 5 à 20 centigrammes ; teinture alcoolique, 10
à 40 gouttes ; alcoolature, 5 à 20 gouttes ; saccharure,
5 centigrammes à 2 grammes ; sirop, 10 à 50 grammes ; à l'extérieur, teinture alcoolique et teinture
éthérée.

Digitaline.—Agent des plus énergiques, qui demande la plus grande circonspection dans l'emploi et le dosage. Elle a une énergie centuple de la poudre de digitale.

On l'administre sous forme de granules(milligrammes de digitaline). On débute par 2 ou 3 granules par jour, et on augmente successivement jusqu'à 5 ou 6, dose que l'on ne doit dépasser qu'avec la plus grande circonspection et en mettant plusieurs jours d'intervalle entre chaque augmentation.

Douce-amère.—Sudorifique; dépuratif employée dans les maladies de la peau, le rhumatisme, la syphilis. Décocté (p. p. 20 : 1000). Il y a un extrait, un sirop.

E.

Eau antipsorique de Ranque.

Staphysaigre, 16 gr. | Extrait de pavot, 8 gr.

Faites bouillir la staphysaigre dans un litre d'eau; passez et ajoutez l'extrait (*Cad.*). En lotions dans la gale.

Eau bénite de La Charité.

Emétique, 3 décigr. | Eau, 250 gr.

En deux fois. à une heure d'intervalle, dans la colique des peintres.

Eau de Brocchiéri. — Eau térébenthinée qui jouit d'une grande réputation pour arrêter les hémorrhagies.Elle se prend à l'intérieur par cuillerées à bouche.

Eau de chaux (*eau de chaux seconde*). — Antiacide, antidiarrhéique, dessiccatif. On l'emploie contre les calculs d'acide urique.—*Dose :* à l'intérieur, 50 à 100 grammes, seule ou coupée avec du lait.

Eau créosotée

Créosote, 1 gr. | Eau, 1000 gr.

Pour toucher les ulcères (*Bouch.*).

Eau de Trevez.

Sulfate de magnésie, 30 gr. | Emétique, 3 centigr.
| Eau, 1000 gr.

Purgatif, fondant. Un verre d'heure en heure.

Eau rouge d'Alibert (*Lotion mercurielle*).

Sublimé corrosif, 4 gr. | Orcanette, Q. S.
Eau distillée, 500 — |

En lotions contre les syphilides, les affections prurigineuses.

Eau distillée de laurier-cerise. — Sédatif infidèle. — *Dose :* de 5 à 20 grammes.
On évite de l'associer au calomel.

Emplâtre d'huile de croton.

| Emplâtre de diachylon gommé, 80 gr. | Huile de croton, 1|20 gr. |

M. Chomel l'emploie comme révulsif.

Ether (*Ether sulfurique*). — Excitant diffusible, employé comme antispasmodique, carminatif. *Dose :* de 10 à 40 gouttes.

Il a été employé dans ces derniers temps comme anesthésique pour faciliter les opérations chirurgicales. On se sert d'un appareil à deux tubulures, dans lequel on introduit une éponge imprégnée de 10 à 30 grammes d'éther. Des deux tubulures, l'une donne accès à l'air, et l'autre à un tube terminé par une embouchure par laquelle on respire et l'air, et la vapeur de l'éther.

Ether sulfurique alcoolisé (*Liqueur d'Hoffmann*). — Antispasmodique. — *Dose :* de 1 à 10 grammes.

Ether acétique. — Employé à l'extérieur dans le rhumatisme, les nevralgies, en frictions et en embrocations.

Ethérolé d'essence de térébenthine (*Mixture de Durande*).

| Ether, Essence de térébenthine, } parties égales. |

Quelques gouttes contre les calculs biliaires.

Extrait d'opium (*Extrait aqueux, muqueux, gommeux*). — C'est le seul extrait d'opium employé aujourd'hui. — *Dose :* de 1 à 15 centigrammes.

F.

Fenouil. — Carminatif, diurétique, apéritif. Poudre, 1 à 5 grammes. infusé, pp. 10 : 1000 : Racine pp. 20 . 1000 : Huile volatile : 1 à 10 gouttes.

Fer (*Limaille de fer porphyrisée*). — *Dose :* 1 à 20 décigrammes progressivement.

Fer réduit par l'hydrogène. — Préférable à la limaille simple. Dragées et pastilles de chocolat au fer réduit par l'hydrogène (*Miquelard et Quevenne*), dont chacune contient 5 centigrammes de fer. — *Dose :* de 5 à 8 pendant les premiers jours, jusqu'à 15 progressivement.

Fougère mâle — Anthelmintique. Décocté (pp. 100 : 1000).

G.

Gargarisme de Bennatl. — Contre l'enrouement, l'aphonie.

Sulfate d'alumine, 5 gr. | Sirop diacode, 20 gr.
Décoction d'orge, 300 — |

Gargarisme hydrochlorique de Ricord.

Eau distillée de laitue, 220 gr. | Miel rosat, 30 gr.
Acide chlorhydrique pur, 1 — |

Dans la stomatite mercurielle (*Bouch.*)

Gayac (*ou Gaïac*). — Stimulant, diaphorétique, sédatif. Employée contre la goutte, le rhumatisme, les maladies de la peau et la syphilis. Poudre, 2 à 4 grammes ; Décocté (pp. 50 : 1000). Extrait, 1 à 2 grammes ; teinture, 2 à 8 grammes.

Glycérine. — Principe doux des huiles, proposée récemment, à l'extérieur, dans le traitement des maladies sèches de la peau mélangée avec de l'eau, ou incorporée dans la graisse. — *Lotions* : biborate de soude, 2 à 4 grammes ; eau distillée de roses, 225 grammes ; contre les fissures du mamelon, des lèvres.

Gomme-gutte. — Purgatif, drastique. — *Dose* de la poudre : 1 à 5 décigrammes.

Goudron. — Stimulant, diaphorétique, diurétique. Vanté contre les affections catarrhales, les maladies chroniques de la peau ; en vapeur, dans la phthisie pulmonaire. A *l'extérieur*, contre la gale, les affections squammeuses. Eau, pommade et sirop.

Grenadier. — On emploie, contre le tœnia armé, l'écorce sèche et mieux fraîche. Décocté du codex :

Écorce sèche de grenadier, 60 gr. | Eau, 750 gr.
Faites bouillir jusqu'à la réduction d'un tiers ; passez. En trois fois le matin à jeun.

Huile de Cade. — Produit de la combustion du Juniperus oxycedrus. Réintroduite récemment dans la thérapeutique, surtout dans le traitement de la gale, des maladies chroniques de la peau. — On l'emploie pure à l'extérieur, appliquée à l'aide d'un pinceau sur les surfaces malades.

Huile de croton-tiglium. — Purgatif violent à la dose de 1 à 2 gouttes à l'intérieur ; à l'extérieur, employée comme purgatif ; comme rubéfiant, en frictions, seule ou associée à une huile fine, à une pommade.

Huile de foie de morue. — Médicament devenu très en vogue contre le rhumatisme, la goutte, certaines maladies chroniques de la peau, et surtout les scrofules. — *Dose* : de 1 à 4 cuillerées à soupe pour

les adultes ; de 1 à 4 cuillerées à café pour les en -
fants.

Huile de Personé. — Huile iodée proposée récemment
pour remplacer l'huile de foie de morue ; 100 grammes contiennent 5 décigrammes d'iode. — *Dose
moyenne :* 60 grammes par jour.

Huile de ricin. — Purgatif doux. — 15 à 60 grammes
dans un véhicule gras ou sous forme d'émulsion.

I.

Injections. — Acétate de plomb. — En injections :
1 à 3 grammes pour 100 à 150 grammes d'eau , pour
l'urètre ; 4 à 10 grammes pour 1000 grammes d'eau.
pour le vagin.

— Alun — 2 grammes pour 500, pour l'urètre ; 12
grammes pour 1000, pour le vagin.

— Iode. — (*Injection iodurée de Velpeau*); dans
l'hydrocèle.

Teinture d'iode,   50 gr. | Eau distillée,   100 gr.

— Nitrate d'argent. — Injection au nitrate d'argent.

Nitrate d'argent,   5 centigr. | Eau distillée,   125 gr.

Dans la blennorrhagie : on augmente graduellement la
dose du nitrate d'argent.

— Injection caustique de Ricord.

Eau distillée,   30 gr. | Nitrate d'argent,   5 gr.

Employer avec précaution.

— Tannin — 1 à 4 gr. pour eau distillée 250 grammes.

Iode. — Médicament précieux contre la scrofule le
goitre ; la syphilis, les tumeurs en général. Teinture
alcoolique : pommade : solution. — *Dose :* de 1 à 5
centigrammes. A haute dose c'est un poison.

— Iodure d'amidon. — Employé par Buchanan dans
la syphilis.

— Iodure de fer. — Tonique contre les scrofules, la
leuchorrhée, la chlorose. la syphilis. — *Dose :* 1 à 10
décigrammes en sirop, soluté, potion.

— Protoiodure de mercure. — Le meilleur des antisyphilitiques, dans la syphilis consécutive. — *Dose :*
5 à 10 centigrammes par jour. en pilules.

— Deutoiodure de mercure — Moins usité que
le précédent. — *Dose :* 5 à 25 milligrammes.

— Iodure de Potassium. — Contre les scrofules, le
goitre, la syphilis secondaire, surtout la syphilis des

os; potions, solutés, pommades, bains; à l'intérieur la dose est de 50 centigrammes à 4 grammes.

Ipécacuanha. — Expectorant vomitif. — *Doses* : poudre. 6 décigrammes à 1,5. comme émétique ; et comme expectorant ; sirop de Désessarts. 10 à 50 grammes ; pastilles, de 1 à 10.

J.

Jusquiame. — Narcotique. — *Dose* : Poudre, 0,1 à 0,5 ; infusé (pp. 1. à 100); extrait aqueux. 10 à 30 centigrammes ; extrait alcool., 5 à 20 centigrammes ; extrait fécul., 0,10 à 0.30 ; teint. alcool., 5 à 20 gouttes ; teinture éthérée 2 à 10 gouttes ; sirop. 10 à 50,0 ; à l'extérieur, toutes ces préparations à doses plus élevées.

L.

Lactate de fer. — Contre la chlorose, de 0,10 à 1,0 ; en tablettes, pilules, dragées, biscuits, pains : c'est la base des dragées de Gélis et Conté.

Laurier-cerise. — Sédatif ; dans les mêmes cas que l'acide cyanhydrique.— *Dose* : hydrolat., 1 à 30 grammes ; huile volatile, 1 à 2 gouttes ; une feuille fraîche en infusé.

Lavement anodin des peintres.

Huile de noix,	200 gr.	Vin rouge,	400 gr.

Lavement anthelmintique.

Mousse de Corse,	12 gr.	Eau,	375 gr

Faites bouillir 10 minutes, passez, ajoutez :

Huile de ricin,	30 gr.	(Foy.)

Lavement d'assa fœtida.

Assa fœtida,	1 à 5 gr.	Jaune d'œuf,	n° 1.
Décoction de guimauve,	250 —		

Lavement de copahu (*Velpeau*).

Copahu,	30 gr.	Jaune d'œuf,	n° 1.
Laudanum,	1 —	Eau,	250,0

Lavement de cubèbe.

Cubèbe pulvérisé,	25 gr.	Décoction de guimauve,	300 gr.

Lavement purgatif des peintres.

Séné,	8 gr.	Eau bouillante,	500 gr.

Faites infuser, passez et ajoutez :

Jalap,	4 gr.	Sirop de nerprun,	30 gr.
Diaphœnix,	30 —		

Lavement de tabac (*Abercromby*)

Nicotiane sèche,	1 gr.	Eau bouillante,	200 gr.

Faites infuser, passez. *Ileus, tetanos.*

Limonade nitrique.

Acide nitrique,	2 gr.	Sirop,	60 gr.
Eau,	1000 —		

Liniment savonneux de Jadelot.

Huile de pavots,	2000 gr.	Sulfure de potasse,	180 gr.
Savon blanc, 1	1000 —	Huile volatile de thym,	8 —

Dose : 30 0 en frictions, contre la gale.

Liqueur arsenicale de Pearson.

Arséniate de soude, 5 centigr. | Eau distillée, 30 gr.

Dose : 50 centigrammes à 2 grammes, malad. de la peau.

Liqueur arsenicale de Biett.

Arséniate d'ammonia-
que, 5 centigr. | Eau distillée, 30 gr.

Même dose même usage.

Liqueur de Vanswieten.

Bichlorure de mer-		Eau pure,	900 gr.
cure,	1 gr.	Alcool,	100 —

Dose : Une cuillerée dans un verre d'eau, de tisane ou de lait.

Looch térébenthiné (*Récamier*).

Essence de térébenthine, 10 gr. | Jaune d'œuf, n° 2.

Mêlez, et ajoutez peu à peu :

Sirop de menthe,	60 gr.	Sirop d'éther,	30 gr.
Sirop de fleurs d'oranger, 30 —		Teinture de canelle,	2 —

Dans la sciatique.

Lotion alcaline.

Carbonate de potasse, 30 gr. | Eau, 1000 gr.

Lotion dite de Gowland

Bichlorure de mer-		Chlorure d'ammo-	
cure,	5 à 15 centig.	nium,	5 à 15 centig.
		Lait d'amandes,	250 gr.

Usage externe dans les maladies de la peau.

Lotion de Dupuytren.—Contre la gale.

Sulfure de potasse,	125 gr.	Eau commune,	1 kilogr.
Acide sulfurique,	15 —		

Pour laver une fois par jour.

M.

Magnésie (*magnésie pure, calcinée. décarbonatée*).
—Antiacide, laxatif—*Dose* : 0,5 à 1 0 deux ou trois fois par jour comme antiacide ; 2,0 à 8.0 comme purgatif.

Manne.—Laxatif.—*Dose* : La manne en larmes, 10 à 50,0 ; la manne en sorte, en lavement, à la dose de 20 à 100,0.

Mercure gommeux de Plenck. — Antisyphilitique;
4 grammes pour 500 grammes, d'un véhicule appro-
prié.

Mercuriale annuelle. — Purgatif; employé en lavements: décocté (pp. 20:1000); le mellite, 30 à 50
grammes.

Mixture alcaline de Biett. — Maladies de la peau.

Bicarbonate de soude,   12 gr. | Sirop de fumeterre,   500 gr.
Une cuillerée à soupe, matin et soir.

Monesia. — Astringent préconisé contre les hémorrhagies, la diarrhée, le purpura, le scorbut. — *Dose*:
1 à 2,0 grammes, en extrait, sirop, pilules.

Morelle. — Emollient, sédatif; employé à l'extérieur;
décocté pour lotions et injections (pp. 50 : 1000).

Mousse de Corse. — Vermifuge. — *Dose* : décocté,
5 à 25 grammes ; poudre, 1 à 10 grammes : on en fait
une gelée, un sirop.

Morphine. — Presque inusitée; on préfère les sels. —
Dose : 1 à 10 centigrammes.

Musc.—Antispasmodique, stimulant diffusible, employé
en potions, pilules, lavements : on en fait une teinture
alcoolique et une teinture éthérée. — *Dose* : de 5 centigrammes à 4 grammes.

N.

Noyer. — On a vanté, dans ces derniers temps, la va-
leur des feuilles contre les scrofules. — *Dose* : infusé
(pp. 20 : 1000), pour boissons : décocté (pp. 50 : 1000),
pour bains, lotions et injections ; on en fait un extrait,
un sirop, une pommade.

O.

Opiat antiblennorrhagique (*Diday*).

Copahu,   12,0 | Cubèbe,   18,0
Jalap,   3,0 | Gomme gutte,   0,3
Sirop de roses,   Q. S. |
A prendre en deux fois dans la journée.

Opiat térébenthiné (*Récamier et Martinet*).

Gomme arabique,   12 gr. | Sucre,   4 gr.
Mêlez et ajoutez peu à peu :
Essence de térében- | Sirop de fleur d'oran-
thine,   2 gr. | ger,   8 à 10 gr.
10 gr. trois fois par jour, dans la névralgie sciatique.

Opium.— L'opium revêt toutes les formes pharmaceutiques. Les plus employées sont : la poudre, 5 à 10 centigrammes ; l'extrait, 1 à 5 centigrammes ; le sirop, 5 à 30 grammes ; la teinture, 5 à 20 gouttes.

Oxyde d'antimoine. — Emétique, sudorifique, conseillé dans la coqueluche, quelques exanthêmes. — *Dose :* jusqu'à 20 centigrammes ; peu usité. Il est vénéneux.

Oyde (Sesqui-) de fer hydraté (*Safran de Mars. Apéritif (sous-carbonate de protoxyde de fer*). — Astringent, tonique emménagogue, très-usité sous forme de poudre, pilules, chocolat, électuaire.— *Dose :* 2 décigrammes à 1 gramme.

Oxyde (Sesqui-) de fer hydraté humide (*Hydraté de péroxyde de fer gélatineux*). — C'est après la magnésie, le meilleur contre-poison de l'arsenic. Il faut, dans ce cas, l'administrer largement, c'est-à-dire par 1 et 2 kilogrammes, étendu dans de l'eau sucrée, et en le fractionnant par doses suffisamment rapprochées.

Oxyde de fer noir (*Ethiops martial*). — Tonique, emménagogue, anthelmintique. — *Dose :* de 1/2 à 1 gramme.

Oxyde de zinc. — Antispasmodique — *Dose :* de 1 à 20 décigrammes. A l'*extérieur*, comme astringent, résolutif ; en pommades, à la dose de 1 à 2 grammes par 30 grammes d'axonge.

Tuthie préparée (*Oxyde de zinc impur*). — Comme cathéretique dans les ophthalmies.

P.

Pastilles de carbonate de soude (*De Vichy, de Darcet*). — *Dose :* de 6 à 8 (*Codex*).

Pastilles d'ipécacuanha. — Chacune contient 0,012 (1/4 grain) d'ipécacuanha (*Codex*). Expectorant. — *Dose :* de 5 à 6.

Pastilles de kermès. — Chacune contient 1 centigramme de kermès (*Codex*). Incisif. — *Dose :* de 3 à 4.

Pastilles de magnésie. — Chacune contient 15 centigrammes de magnésie (*Codex*). Antiacide de 5 à 10.

Pastilles de soufre. — Chacune contient 1 décigr. de soufre (*Codex*). Pectoral. — *Dose :* de 5 à 10.

Pavot. — Le décocté de têtes de pavots (pp. 20 : 1000), en lavement, lotion, injection.

Petit lait de Weës.

Espèces antilaiteuses, 8 gr. | Petit-lait clarifié, 500 gr.
Faites infuser, passez, ajoutez à la colature ;
Sulfate de magnésie, 4 gr.
Antilaiteux que l'on prend pendant vingt et trente jours.

Phosphate de soude. — Purgatif. — *Dose* : 20 à 50 grammes.

Phosphore. — Excitant, aphrodisiaque, dangereux à l'intérieur. — *Dose* : 0.013 à 0,05 par jour en soluté, émulsion, potion. On l'emploie surtout à l'extérieur, en frictions, sous forme de liniments ou de pommades.

Pilules d'acétate de plomb (*Fouquier*).

Acétate de plomb, 4 gr. | Sirop simple, Q. S.
Guimauve, 4 —
Faites 40 pilules; 4 à 5 par jour.

Pilules d'aconit (*Biett*).

Extrait alcoolique d'a- | Poudre de guimauve, Q. S.
conit, 2 gr. |
40 pilules; 1 à 2, matin et soir dans la syphilis.

Pilules d'Anderson (*écossaises*).

Aloès, 23 gr. | Gomme gutte, 23 gr.
Eau d'anis, 4 — | Sirop simple, Q. S.
Pour faire des pilules de 0,2 (*Codex*) Purgatif. — *Dose* : de 1 à 4.

Pilules asiatiques (V. *acide arsénieux*).

Pilules de cynoglosse. — Elles contiennent le 1/8 de leur poids d'extrait d'opium (*Codex*). — *Dose* : 1 à 2 le soir, de 0 05 à 0,2.

Pilules de Dupuytren. — Antisyphilitique.

Extrait de gaïac, 9 gr. | Sublimé corrosif, 6 décigr.
Extrait d'opium, 8 décigr. |
Pour 60 pilules; chacune contient 1 centigramme de sublimé —*Dose* : 1 à 3 par jour.

Pilules d'extrait de noix vomique (*Fouquier*)

Extrait alcoolique de | Poudre de guimauve, Q. S.
noix vomique, 4 gr. |
Divisez en 36 pilules (*Bouch*); 1, 2, 3 et plus dans la paralysie.

Pilules ferrugineuses de Blaud.—Préparation très-efficace.—*Dose* : de 1 à 10.

Pilules de Franck (*grains de santé*).—Purgatif aloëtique. — *Dose* : 1 à 12 dans une cuillerée de potage.

Pilules d'iodure de mercure de Biett.

Protoiodure de mercure, 1 gr. | Thrydace, 4 gr.
Pour faire 100 pilules.—*Dose* : de 1 à 5; contre les syphilides.

Pilules d'iodure de potassium (*Dorvault*).

Iode de potassium, 5 décigr. | Sirop, Q. S.
Guimauve pulvérisée, 5 —
Pour 100 pilules à dragéifier.

Pilules de Méglin.—Antispasmodique.—*Dose* : de 1 à 2 et plus par jour.

Pilules de Belloste.—Chaque pilule contient 0,05 de mercure, 0 05 d'aloës, et 0,02 de scammonée (*Codex*); 1 à 2 par jour.

Pilules de mercure sol. de Hahnemann.

Mercure soluble d'Hahnemann, 1 gr. | Thrydace, 3 gr.
Pour 40 pilules; 1 matin et soir, dans la syphilis primitive, la blennorrhagie.

Pilules mercurielles de Lagneau

Onguent mercuriel, 15 gr. | Guimauve pulvérisée, Q. S.
Faites 144 pilules, dont chacune contiendra 0,05 de mercure —*Dose* : 3 à 12 par jour.

Pilules mercurielles de Sédillot.

Onguent mercuriel, 3 gr. | Réglisse pulvérisée, 1 gr.
Savon médicinal, 2 —
Faites des pilules de 0,2; chacune contient 0,05 de mercure (*Guib.*); 1 matin et soir.

Pilules de Plummer.

Soufre doré d'antimoine ⎰ parties | Suc de réglisse, Q. S.
Calomel, ⎱ égales.
Faites des pilules de 0,1. — *Dose* : de 1 à 2, dans le traitement des maladies chroniques de la peau.

Polygala de Virginie —Excitant, diurétique, béchique à faible dose; purgatif émétique à haute dose. — *Dose* : infusé (pp. 10 : 1000); poudre, 3 à 20 décigrammes.

Pommade alcaline de Biett.

Carbonate de soude, 10 gr. | Extrait d'opium, 5 décigr.
Chaux éteinte, 5 — | Axonge, 40 gr.
Contre le prurigo.

Pommade antiherpétique (*Biett*).

Turbith minéral, 1 gr. | Axonge, 15 gr.
Soufre, 2 —

Pommade antipsorique d'Helmerich.—*sulfuro-alcaline.*

Fleurs de soufre, 20 gr. | Axonge, 80 gr.
Carbonate de potasse, 10 —
Contre la gale.

Pommade à l'azotate d'argent.

Nitrate d'argent,   4 à 12 gr. | Axonge,   30 gr.

En frictions ; contre l'érysipèle, l'arthrite, l'hydar-
throse, les tumeurs blanches

Pommade au chloroforme.

Chloroforme,   2 à 4 gr. | Axonge,   30 gr.
Contre le prurit.

Pommade de Cirillo.

Sublimé corrosif,   4 gr. | Axonge,   30 gr.
En frictions, sous la plante des pieds.

Pommade contre la teigne (*frères Mahon*).

Chaux éteinte,   4 gr. | Axonge,   30 gr.
Carbonate de soude,   6 —

Pommade de goudron (*Emery*).

Goudron,   2 gr. | Cérat,   15 gr.
Axonge,   15 — | Eau de Cologne,   1 —
Eruptions squammeuses, psoriasis.

Pommade d'iodure (proto) de mercure (*Biett*).

Protoiodure de mercure, 1 gr. | Axonge,   30 gr.

Pommade d'iodure (deuto) de mercure (*Biett*).

Bi-iodure de mercure, 60 centig. | Axonge,   30 gr.

Pommade d'iodure de soufre (*Biett*),

Iodure de soufre,   1 à 2 gr. | Axonge,   30 gr.
Dans l'acné, le psoriasis, le prurigo.

Pommade ophthalmique.

Oxyde rouge de mercure, 0,10 | Camphre,   0,15
Laudanum,   6 goutt. | Onguent rosat,   8,0

Potion de Choppart.

Copahu,   60 gr. | Eau de menthe,   60 gr.
Alcool,   60 — | Eau de fleurs d'oranger,   60 —
Sirop de Tolu,   60 — | Alcool nitrique,   8 —
3 à 6 cuillerées par jour.

Potion cordiale des hôpitaux.

Vin rouge,   125 gr. | Teinture de canelle,   8 gr.
Sirop simple,   25 —

Potion émétisée du docteur Louis.

Emétique,   3 décigr. | Infusion de fleur d'o-
Sirop diacode,   30 gr. | ranger,   125 gr.
Une cuillerée toutes les deux heures ; pneumonie.

Potion gazeuse (*de Rivière*).

Sirop de limon,   30 gr. | Suc de citron,   15 gr.
Eau commune,   90 — | Bicarbonate de potasse,   2 —
Pour arrêter les vomissements.

Potion de magnésie (*Miahle*).

Magnésie calcinée offici-		Sucre,	50 gr.
nale,	8 gr.	Eau de fleur d'oranger,	20 —
Eau simple,	40 —		

F. S. A. A prendre en une seule fois, le matin, à jeun. Aussitôt après, on prend un demi verre d'eau sucrée : purgatif doux et efficace.

Potion stiblo-opiacée de Peysson.

Émétique,	5 centigr.	Eau de fleur d'oran-	
Opium,	5 —	ger,	10 gr.
Gomme adraganthe,	1 gr.	Eau pure,	200 —

Une cuillerée toutes les demi heures ; dans les fièvres intermittentes, l'éclampsie.

Potion de sulfate de quinine au café.

Café torréfié pulvéri-		Sulfate de quinine, jus-	
sé,	10 gr.	qu'à	5 gr.
Eau bouillante,	100 —	Sucre,	15 —

F. S. A. (Dorvault). — Formule d'après les données de M. Desvouves, pour dissimuler la saveur amère du sulfate de quinine. (*Officine*).

Poudre de Plummer.

Calomel,	1 gr.	Soufre doré d'antimoine, 1 gr.

Fondant, dépuratif : dans les maladies chroniques de la peau. — *Dose :* De 3 à 5 décigrammes par jour.

Poudre antipsorique de Pyhorel.

Sulfure de chaux broyé, 15 gr.

F. 8 paquets ; matin et soir, une friction dans la paume des mains, avec un peu d'huile d'olive ; contre la gale.

Poudre de Dower. — Calmant ; diaphorétique : sudorifique : contre la goutte, le rhumatisme. — *Dose :* de 5 à 10 décigrammes.

Poudre febrifuge arsenicale (*Boudin*).

Acide arsénieux,	1 centigr.	Sucre de lait, 1 gr.

M. et divisez en 20 paquets. Chacun représentera un demi milligramme, ou un centième de grain d'acide arsénieux. — Un paquet dans une cuillerée d'eau, cinq ou six heures avant l'accès.

Poudre gazeuse (*Pour limonade*).

Bicarbonate de soude,	20 gr.	Essence de citron,	1 gr.
Sucre,	140 —		

Mélez et faites douze paquets.

Acide tartrique 24 gr.

Faites douze autres paquets.

Q.

Quassie (*Quassia amara*). — Tonique fébrifuge. Contre la dyspepsie les hémorrhagies, la diarrhée. — *Dose :* infusé (pp. 10 : 1000); poudre, 1 à 2.

grammes ; on en fait un extrait, un vin, un sirop, une teinture.

Quinquina. — Le meilleur des toniques. — *Dose :* poudre, 4 à 12 grammes. comme fébrifuge (le quinquina jaune); 2 décigrammes à 2 grammes, comme tonique; extrait mou ou sec , 1 décigramme à 4 grammes; sirop à l'eau ou au vin. 10 à 100 grammes; teinture, 5 à 20 grammes; vin, 25 à 100 grammes; infusé (pp. 20 : 1000). On fait encore des pastilles, une bière. A l'*extérieur ;* décocté ' pp. 50 : 1000); on fait un sirop.

R.

Ratanhia. — Astringent efficace contre les hémorrhagies, la diarrhée, les écoulements muqueux. — *Dose :* poudre, 1 à 10 grammes; extrait, 5 décigrammes à 5 grammes : infusé (pp. 20 : 1000); sirop, 10 à 100 grammes ; teinture, 5 à 20 grammes. A l'*extérieur* : pour injection , lavement, fomentation; décocté (pp. 50 : 1000).

Rhubarbe. — Tonique à la dose de 30 à 60 centigrammes ; purgatif à la dose de 4 grammes et plus; laxatif à petites doses. On l'administre sous une foule de formes. Poudre, en prises, de 3 à 6 decigrammes ; extrait, 1 à 5 décigrammes : teinture, 5 à 20 grammes; sirop simple ou composé, 10 à 60 grammes : en macération dans l'eau (pp. 10 : 1000).

Rue. — Excitant ; diaphorétique : anthelmintique ; emménagogue énergique. A l'*intérieur :* en infusé (pp. 5 : 1000); huile essentielle, 1 à 10 gouttes dans une potion. Elle est abortive. Pour l'*usage externe,* infusé (pp. 20 : 1000). O prépare une teinture, un hydrolat, un vinaigre.

S.

Sabine. — Vermifuge : emménagogue ; demande à être administrée avec précaution. Elle est *abortive.* — Poudre , 1 décigramme à 1 gramme ; huile volatile, 2 à 10 gouttes dans une potion de 100 à 200 grammes ; infusé (pp. 5 : 1000 . — A l'*extérieur,* en infusé, en décocté (pp. 20 : 1000). — En poudre, comme escharotique, contre les végétations.

Saccharolé de citrate de fer (*Beral*). — Tonique. 4 à 8 grammes, trois fois par jour.

Safran. — Excitant : emménagogue; infusé : 8 à 10 filaments par tasse. — *Dose de la poudre :* 25 décigrammes à 1 gramme.

Salsepareille. — Médicament très-fréquemment employé contre la syphilis, les maladies de la peau, le rhumatisme. — On l'administre sous plusieurs formes et notamment, en vin, 20 à 100 grammes ; en sirop 20 à 100 grammes ; en décocté ou infusé (pp. 50 : 1000) il faut préférer l'infusé.

Scammonée. — Purgatif drastique. — *Dose* : 5 décigrammes à 1 gramme, en pilules ou émulsionnés avec du lait.

Scille. — Diurétique puissant ; excitant incisif ; employé contre les hydropisies, les catarrhes chroniques; on prépare une poudre, un extrait, une teinture, un miel, un oxymel, un vinaigre. — *Dose de la poudre* : 1 à 6 décigrammes.

Seigle ergoté. — Employé à différents titres; contre les pertes seminales, l'incontinence d'urine, la blennorrhagie, mais surtout comme obstetrical. — On en fait une poudre, un extrait, un sirop, une huile, un saccharure, une teinture. — *Dose de la poudre*. 5 décigrammes à 2 grammes, délayée dans un peu d'eau sucrée. — C'est un poison énergique.

L'ergotine est privée du principe vénéneux. On l'emploie en potion, pilules, sirop. — *Dose* : de 1 à 12 décigrammes dans la journée.

Semen contra. — Vermifuge. — *Dose de la poudre* : 1 à 2 grammes ; infusé (pp. 10 : 1000). — On en fait un sirop, des tisanes, des dragées.

Santonine, Vermifuge lombricide efficace ; de 5 à 10 centigrammes en poudre, pilule et pastilles.

Séné. — Purgatif. On l'administre sous forme d'infusé, de poudre, d'extrait, de sirop d teinture ; en potion, et lavement. — *Dose* : 10 à 2 grammes.

Sirop d'acétate de morphine *Sirop de morphine*. (Codex); 30 grammes contiennent 1/4 de grain de sel de morphine. — *Dose* : de 10 à 30 grammes.

Sirop de digitale (*du Codex*). — 30 grammes représentent 0,2 de digitale.

Sirop d'huile de foie de morue (*Duclou*). — Dans les maladies scrofuleuses. — *Dose* : de 15 à 30 gram.

Sirop d'huile de foie de raie (*Miahle*). — Dans les maladies scrofuleuses. — *Dose* : de 15 à 30 grammes par jour.

Sirop de noyer (*Négrier*).

Extrait de feuilles de noyer,	4 gr.	Sirop simple,	30 gr.

Dans les maladies scrofuleuses.

Sirop d'opium (*Sirop d'extrait d'opium*). — 30 grammes contiennent 5 centigrammes d'extrait d'opium.

Sirop de pavots blancs (*Sirop diacode*).

| Extrait alcoolique de pavot, | 15 gr. | Eau, | 125 gr. |
| | | Sirop simple, | 1500 — |

50 grammes contiennent 0,30 d'extrait.

Calmant léger. — *Dose* : de 4 à 50 grammes.

Sirop de raifort à froid (*Dorvault*). — Employé dans les scrofules, les maladies chroniques de la peau. — *Dose* : de 8 à 50 grammes.

Soluté contre l'érysipèle (*Velpeau*).

| Sulfate de fer, | 60 gr. | Eau, | 1000 gr. |

Soluté d'iodhydrargyrate de potasse (*Puche*).

| Biodure de mercure, | 4 décigr. | Eau distillée, | 250 gr. |
| Iodure potassique, | 4 — | | |

Syphilis secondaire, 10 à 25 gouttes par jour.

Soluté d'iodoarsenite de mercure (*de Donovan*) —Modifié par Soubeiran.

| Iodure d'arsenic, | 1 gr. | Eau distillée, | 98 gr. |
| Iodure de mercure, | 1 — | | |

Dans la lèpre. le psoriasis, le lupus. 4 grammes dans 80 grammes d'eau distillée, et 16 grammes de sirop de gingembre (*Donovan*).

Soluté ioduré de Coindet.

| Iodure de potassium, | 2 gr. | Eau distillée, | 30 gr. |
| Iode, | 5 décigr. | | |

6 à 10 gouttes trois fois par jour dans de l'eau sucrée.

Soufre (*soufre sublimé, fleurs de soufre*). — Médicament précieux. employé sous une foule de formes et à divers titres, surtout comme stimulant, diaphorétique, purgatif. Il est. très précieux dans le traitement des maladies chroniques de la peau : c'est le plus sûr remède de la gale. On l'administre en poudre, en pilules, sous forme d'eaux minérales, en pommade.—Comme *stimulant* à la dose de 5 à 10 décigrammes ; comme *purgatif*, de 4 à 8 grammes

Stramonium. — Narcotique antispasmodique; contre les convulsions, les rhumatismes. surtout les névralgies.

Poudre,	5 centigr. à 1 gr.	Alcoolature,	1 à 6 gouttes.
Extrait aqueux,	2 centig. à 2 déc.	Teinture alcoolique; et éthérée,	
— alcoolique,	1 centig. à 1 déc.		
— féculant,	2 centig. à 2 déc.		2 à 12 gouttes.

Infusé pour l'usage externe (10 à 50 : 1000). On fait fumer les feuilles sèches de stramonium.

Strichnine.—Type des médicaments tétaniques ; contre la paralysie, l'épilepsie. l'amaurose. En pilules ou, le plus souvent, par la méthode endermique.—*Dose* : de 5 à 25 milligrammes par jour. Poison des plus énergiques.

Sucs d'herbes dépuratifs (*Codex*).—Feuilles de chicorée, de fumeterre, de bourrache, de cerfeuil, *parties*

égales. Pilez. exprimez, filtrez — De 60 à 125 grammes à prendre en une seule fois.

Suie. On l'emploie à l'extérieur, contre les maladies chroniques de la peau, la teigne, la gale, les scrofules. L'eau de suie a été vantée contre les brûlures.— *Pommade* : Suie 8 grammes ; axonge, 30 grammes.

Sulfate d'alumine et de potasse (*Alun*). — Astringent, que l'on emploie sous forme de pilules, de collyres, de gargarismes , d'injections, de lotions. *Dose* : poudre, 1 à 3 décigrammes et plus ; on l'insuffle dans les angines, l'angine couenneuse.

L'alun calciné est employé comme cathérétique , pour réprimer les chairs baveuses ou en insufflation dans les taies de la cornée.

Sulfate de cuivre ammoniacal. —Astringent, antispasmodique ; employé dans le traitement de l'épilepsie.—*Dose* de 5 à 15 centigrammes, progressivement.

Sulfate de fer (*Couperose verte*). —Excellent astringent ; employé contre les hémorrhagies scorbutiques, la chlorose le diabète, la phthisie, les fièvres intermittentes. — *Dose* : à l'intérieur, 5 à 30 centigrammes, et plus, progressivement ; à l'extérieur, en injections. lotions, collyres. Il a été vanté par M. Velpeau contre l'érysipèle.

Sulfate de magnésie (*Sel d'Epsom*). — Purgatif très-usité. — *Dose* de 15 à 60 grammes.

Sulfate de morphine — Calmant comme les autres sels de morphine. — *Dose* : de 1 à 5 centigram.

Sulfate de quinine. — Tonique et surtout antipériodique précieux.—*Dose* : de 5 centigrammes à 4 grammes ; en poudre, en pilules, potions et lavements. Pour lavement, il est convenable de le prescrire dilué avec Q. S. d'acide sulfurique ou d'eau de Rabel.

Sulfate de soude (*Sel de Glauber*). — Purgatif. — *Dose* : de 15 à 60 grammes.

Sulfate de zinc (*Couperose blanche*). — Astringent employé presque exclusivement à l'extérieur aujourd'hui, en collyre, lotions, injections. — *Dose* : en collyre, de 10 à 50 centigrammes ; et, pour injections ou lotions, 25 centigrammes à 2 grammes par 100 grammes d'eau.

Sulfure d'antimoine hydraté (*Kermès minéral*). — Stimulant émétique, diaphorétique. expectorant, contre-stimulant. — *Dose* : de 5 à 20 centigrammes. Il est vomitif à plus haute dose. Comme contre-stimulant, on le donne à 1 gramme et plus, dans des loochs en potion, en pastilles.

— (*Soufre doré d'antimoine*). — Excitant diaphorétique laxatif. Employé dans les scrofules, les maladies de la peau. — *Dose* : depuis quelques centigrammes jusqu'à 1 gramme.

Sulfure (Proto) de fer hydraté — Corps tout à fait inerte, qui, selon M. Mialhe, décompose instantanément le sublimé corrosif.

Sulfure rouge de mercure (*Cinnabre*). — Employé à l'extérieur en *fumigations*, contre certaines maladies syphilitiques et cutanées, à la dose de 8 à 15, et 30 grammes.

Sulfure de potasse (*Foie de soufre*). — Très employé à l'*extérieur*, en bains, lotions, contre les maladies de peau et la gale (*V* Bains); quelquefois à l'*intérieur*, mais à très petites doses, de 1 décigramme à 5 décigrammes.

T.

Tartrate de fer ammoniacal. — Recommandé particulièrement dans la chlorose avec hystérie. — *Dose* : 5 décigrammes à 4 grammes.

Tartrate (Bi-) de potasse (*Crème de tartre*).—Rafraichissant à petite dose : purgatif à 8 ou 30 grammes.

Tartrate (Borico-) potassique (*Crème de tartre soluble*). — Purgatif, 15 à 30 grammes dans 125 à 1000 grammes d'eau.

Tartrate de potasse et d'antimoine (*Emétique*). — Comme *vomitif*, 2 à 20 centigrammes, étendu dans un ou deux verres d'eau ; comme *purgatif*, 5 à 10 centigrammes dans une pinte de liquide; *contre-stimulant*, à la dose de 20 à 30 centigrammes dans une potion. A l'*extérieur* : rubéfiant, en pommade, et étendu sur des emplâtres.

Tartrate de potasse et de soude (*sel de Seignette*) —Purgatif.—*Dose* : 15 à 60 grammes.

Teinture de cantharides (*Codex*). — Employée, à l'*intérieur*, contre certaines maladies chroniques de la peau, à la dose de 1 à 20 gouttes progressivement; à l'*extérieur*, comme rubéfiant.

Teinture d'iode (*Codex*). — Pour l'usage externe seulement, le pansement des ulcères; en injections chirurgicales.

Iode,	30 gr.	Alcool à 86°,	380 gr.

Teinture de jalap composée (*eau-de-vie allemande*).—Bon purgatif; 15 à 60 grammes.

Tisane de Feltz.—Antisyphilitique.

Salsepareille,	60 gr.	Colle de poisson,	10 gr.
Sulfure d'antimoine,	80 —	Eau commune,	2000 —

Tisane de Zittman. — Médicament empirique très-fréquemment employé en Allemagne contre les scrofules, la syphilis, les maladies chroniques de la peau.

Salsepareille, 375 gr. | Eau bouillante, 24 litres.

Faites digérer 24 heures; ajoutez dans un nouet :

Sucre d'alun, 45 gr. | Cinnabre, 4 gr.
Mercure doux, 15 — |

Sur la fin, ajoutez :

Séné, 90 gr. | Anis, 15 gr.
Réglisse, 45 — | Fenouil, 15 —

Passez pour obtenir 8 litres de décoction n. 1.

Au résidu, ajoutez :

Salsepareille, 200 gr. | Eau, 24 litres.

Faites bouillir; ajoutez à la fin :

Écorce de citron, 12 gr. | Cardamome mineur, 12 gr.
Canelle, 12 — | Réglisse, 12 —

Passez pour obtenir 8 litres de décoction n. 2

Dose : 1/2 litre matin et soir de la décoction n. 1; 1 litre, dans le milieu du jour, de la décoction n. 2.

On commence le traitement par le purgatif suivant : résine de jalap, 0,10; gomme-gutte, 0,02; aloès, 0.20; pour 1 pilule.

V

Valérianate de quinine. — Antispasmodique, antipériodique dans les affections nerveuses; employé en poudre, potion, pilules, à la dose de 1 décigramme par jour, après l'accès.

Valérianate de zinc. — Antispasmodique dans les migraines, les névralgies faciales — *Dose* : 1 décigramme par jour en poudre, potion, et surtout pilules.

Valériane. — Antispasmodique, fébrifuge, vermifuge. — *Doses et form. pharm.* : poudre, 0 5 à 10,0; extrait 0,25 à 8,0; hydrol., 10,0 à 100,0; teinture alcool., 2 0 à 10,0; teint. éthér., 1.0 à 5,0; sirop, 10.0 à 50 0 Infusé (p. p. 10 : 1000).

Vésicatoire anglais (*par incorporation*).

Emplâtre de cire, 125 gr | Cantharides en poudre
Axonge, 125 — | fine, 125 gr.

Vésicatoire du docteur Trousseau. — Rondelle de papier joseph imbibé d'extrait éthéré de cantharides, en consistance huileuse, et appliquée sur une autre rondelle de sparadrap. Il faut de 7 à 8 heures pour soulever l'épiderme.

Vésicatoire Bretonneau. — Pâte molle faite avec de la poudre de cantharides et de l'huile d'olive étendue sur du sparadrap, et recouverte avec un morceau de papier brouillard.

Vésicatoire perpétuel de Janin.

| Mastic, | 90 gr. | Cantharides pulvérisées. | 30 gr. |
| Térébenthine, | 90 — | Euphorbe pulv., | 15 — |

La suppuration se fait au dessous de l'emplâtre, qu'on laisse appliqué pendant 5 à 6 jours.

Vésicatoire-Mouches de Milau.—Matière emplastique cantharidinée, que l'on prépare sur du taffetas ciré noir ou vert, et que l'on taille en écussons de grandeur variable. On n'enlève les mouches que lorsqu'il n'y a plus de sécrétion, de serosité, et qu'elles se détachent d'elles-mêmes.

Vésicatoire de Beauvoisin—Un morceau de papier brouillard imbibé d'acide acétique, et que l'on applique sur la peau.

Vésicatoire extemporané ammoniacal (*du docteur Dorck*). — Dans un verre de montre plat, on verse 8 à 10 gouttes d'ammoniaque très-concentrée; on recouvre le liquide d'une rondelle de linge, d'un diamètre un peu moindre que celui du verre, et on applique lentement sur la peau. Au bout de quelques secondes, on remarque une zone rosée autour du verre; on lave la plaie, et on enlève la peau. — On remplace quelquefois le verre de montre par une pièce de monnaie.

Vin de Colchique (*Eau médicinale d'Husson.*)—Colchique sec, 60,0; vin de Xérès, 125,0. Contre la goutte, le rhumatisme. — *Dose* : 20 gouttes dans un verre d'eau.

Vin amer scillitique (*Vin diurétique amer de la Charité*). *Vin de scille et de quinquina composé.* Dans les hydropisies.—*Dose* : de 50 à 100 grammes.

Vin d'opium composé (*Laudanum liquide de Sydenham*). — Médicament très employé à la dose de quelques gouttes, en potions. A *l'extérieur*, en injections, lavements, pour arroser des cataplasmes.—15 gouttes représentent 5 centigrammes d'extrait d'opium.

Vin d'opium par fermentation(*laudanum, gouttes de Rousseau*). — Préparation très-employée surtout à l'intérieur; elle contient le double d'extrait d'opium de celui de sydenham. —20 gouttes correspondent à environ 12 centigrammes d'extrait.

Z

Zinc,—On emploie assez souvent le *sulfate,* l'*oxyde blanc* et le *chlorure* (V. ces mots).

ALP. CAZENAVE.

HARDY, médecin de l'hôpital Bon-Secours, agrégé de la
Faculté de médecine de Paris, etc., et **BÉHIER**,
agrégé à la Faculté de médecine de Paris, médecin
du bureau central des hôpitaux. — TRAITE ELE-
MENTAIRE DE PATHOLOGIE INTERNE. L'ouvrage formera 3 forts volumes in-8. Les 2 premiers
volumes ont paru. 1850. Prix :   15 fr.
Ouvrage adopté par le Conseil de l'instruction publique.

ORFILA, doyen et professeur de la Faculté de médecine de Paris, etc — TRAITÉ DE MEDECINE LE-
GALE. QUATRIÈME ÉDITION, revue, corrigée et considérablement augmentée, contenant en entier LE
TRAITÉ DES EXHUMATIONS JURIDIQUES, par
MM. ORFILA et LESUEUR, avec 7 planches, dont 4 coloriées. 1848. 4 forts volumes in-8. Prix :   26 fr.

ORFILA. — ATLAS POUR LE TRAITÉ DE MÉDE-
CINE LEGALE ci-dessus, contenant 26 planches,
dont 7 coloriées, représentant les plantes vénéneuses
et les animaux venimeux. Prix :   3 fr. 50 c.

ORFILA. — ÉLÉMENTS DE CHIMIE. HUITIÈME ÉDI-
TION, entièrement refondue et considérablement
augmentée. 1851. 2 forts volumes in-8, avec planches.
Prix :   17 fr.

NOUVEAU DICTIONNAIRE lexicographique et des-
criptif des SCIENCES MEDICALES ET VETERI-
NAIRES, comprenant l'Anatomie et la Physiologie, la
Pathologie générale et la Pathologie spéciale, l'Hygiène, la Thérapeutique et la Pharmacologie, l'Obsté-
trique, les Opérations chirurgicales, la Médecine légale,
la Toxicologie et les sciences accessoires ; suivi d'un
VOCABULAIRE BIOGRAPHIQUE, avec planches
intercalées dans le texte ; par MM RAIGE-DELORME,
docteur médecin, bibliothécaire adjoint de la Faculté
de médecine de Paris ; H. BOULEY, professeur de cli-
nique et de chirurgie à l'Ecole vétérinaire d'Alfort,
secrétaire général de la Société nationale et centrale
de médecine vétérinaire ; CH. DAREMBERG, docteur-
médecin, bibliothécaire de l'Académie nationale de
médecine ; J. MIGNON, docteur en médecine, ancien
chef de service à l'Ecole vétérinaire d'Alfort, membre
de la Société nationale et centrale de médecine véte-
rinaire ; avec la collaboration de M. Ch. LAMY, pour
la partie chimique. — L'ouvrage, formant un très-
fort volume grand in 8 à deux colonnes, texte com-
pacte, sera publié en trois livraisons. La première
livraison, contenant la matière de 2 forts volumes
in-8, est en vente. — Prix de cette livraison, pour les
souscripteurs :   5 fr. 50 c.

Paris. Typ. E. et V. PENAUD frères, 10, r. du Faub.-Montmartre